COCINA VEGETARIANA ITALIANA

Las nuevas recetas revisadas de la cocina vegetariana italiana, cómo adelgazar y empezar una dieta saludable sin demasiadas privaciones para recuperar potencia y energía, reequilibrar tu metabolismo pero sobre todo comer sano y sentirte en forma.

Marco Morandi

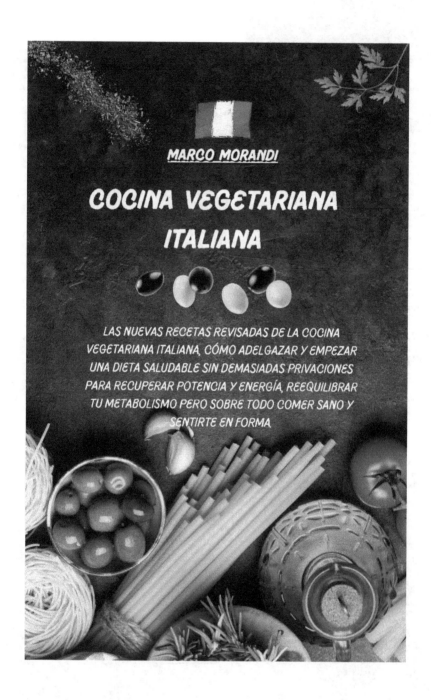

MARCO MORANDI

COCINA VEGETARIANA ITALIANA

LAS NUEVAS RECETAS REVISADAS DE LA COCINA VEGETARIANA ITALIANA, CÓMO ADELGAZAR Y EMPEZAR UNA DIETA SALUDABLE SIN DEMASIADAS PRIVACIONES PARA RECUPERAR POTENCIA Y ENERGÍA, REEQUILIBRAR TU METABOLISMO PERO SOBRE TODO COMER SANO Y SENTIRTE EN FORMA.

Tabla de contenido

Description:

☆ 55% OFF for BookStore NOW at $ 32,95 instead of $ 43,95! ☆

If you plan to become a vegetarian or you're thinking about it, this book will surely help you; it is not the usual book where inside you find 500/600/1000 recipes put at random and confused between them, in this cookbook, you will find more than 40 recipes designed specifically for those who like you want to start this dietary path that will help you not only to lose weight but to eat in a healthy and genuine, specially designed and written for beginners.

In the recipe book, you will find everything divided into dishes from appetizers to desserts, and you can choose every day a recipe for a dish of your choice in order to vary as much as possible and tickle your palate the day after day.

Read, cook and do Action...
Buon Appetito..

Buy is NOW and let your Customers get addicted to this amazing book!

¡¡EMPEZAR AHORA!!

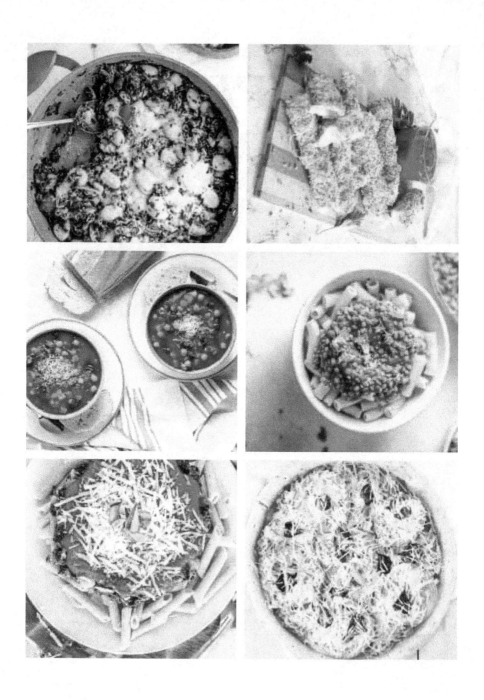

Aceitunas verdes o negras con pan rallado especiado

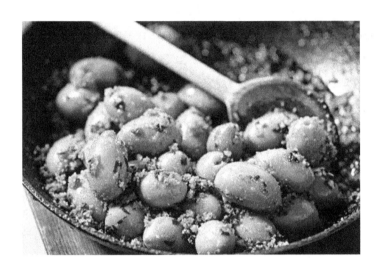

Para 8 porciones
Ingredientes:

1/4 de aceite de oliva virgen extra italiano
2 puñados de perejil picado
1 diente de ajo
Una pizca de pimienta
2 porciones de aceitunas verdes o negras de Apulia,
lavadas y secas
2 cucharadas de vinagre rojo o blanco
1/2 taza de pan rallado

Descripción:

Coloca el aceite en la sartén con el perejil picado y el ajo y una pizca de pimienta, y deja que se dore.
Coloque las aceitunas en la sartén con el vinagre de vino tinto o blanco y cocine, revolviendo bien durante unos 3 minutos hasta que las aceitunas estén calientes y el vinagre se haya evaporado por completo.
Con una cuchara de madera ranurada, vierta las aceitunas en un plato para servir.
Agregue el pan rallado a la sartén y cocine durante aproximadamente 3 minutos más o menos, revolviendo constantemente y esperando que el pan comience a dorarse.
Agregue las migas de pan calientes y fragantes doradas a las aceitunas y sirva caliente.

Buon appetito!

Remolacha con naranja y gorgonzola en hojas de

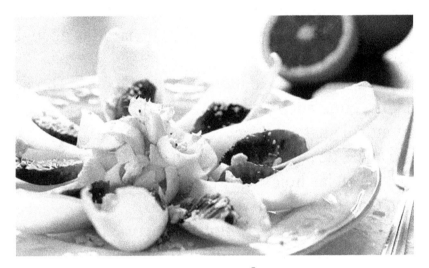

escarola

Para 8 porciones
Ingredientes:

1 naranja navel, pelada
2 remolachas hervidas, cortadas en tiras de 1 cm
Aceite de oliva virgen extra italiano (Cantidad en
Descripción)
Pimienta y sal sin exagerar

2 endivias, cortadas y separadas en hojas
1 onza de gorgonzola dulce, desmenuzado

Descripción:

Ralla ½ cucharadita de ralladura de naranja. Corta la naranja por la mitad y exprime 2 cucharadas de jugo en un tazón mediano.
Agrega la remolacha al jugo de naranja, junto con la ralladura, una cucharada de aceite de oliva, sal y pimienta al gusto y mezcla bien.
Justo antes de servir, escurre las remolachas y colócalas en las hojas de escarola. Espolvorea con el queso Gorgonzola y sirve.
Nota: Para cocinar las remolachas, corte la parte superior y los tallos. Envuelva las remolachas en papel de aluminio y hornee a 450 ° F durante 45 minutos, o hasta que estén tiernas cuando las pinche con un cuchillo.
Deje enfriar, luego retire la piel.

Buon appetito!

Berenjena agridulce con menta

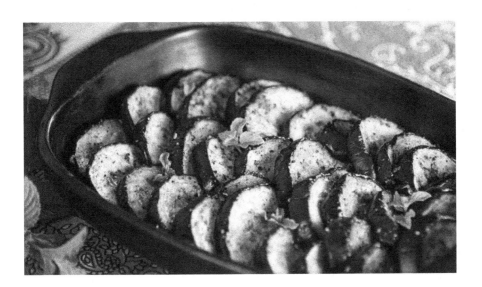

Para 6
Ingredientes:

Aceite de oliva o vegetal para freír
2 berenjenas moradas o negras, limpias y cortadas en
cubos de aproximadamente 1 cm
Aceite de oliva virgen extra
Cebolla mediana, cortada en tiras finas
Vinagre de vino tinto o blanco al gusto
Azúcar
Sal
Puré de tomate (una taza)
¼ taza de menta fresca o albahaca picada

Descripción:

Caliente aproximadamente ½ pulgada de aceite de oliva o vegetal en una sartén grande y profunda a fuego medio. Para ver si el aceite está caliente y listo, echa un cubo de berenjena si chisporrotea; significa que el aceite está a la temperatura adecuada. Agregue la berenjena restante a la sartén hasta que forme una capa uniforme y cocine hasta que esté completamente dorado, revolviendo bien de vez en cuando.

Retirar la berenjena de la sartén con la ayuda de una espumadera de acero y escurrir bien sobre toallas de papel. Continuar con el mismo procedimiento con la berenjena restante.

Caliente una cucharada de aceite de oliva extra virgen a fuego medio en otra sartén. Agregue la cebolla que cortó anteriormente y cocine.

Revuelva con frecuencia y de manera uniforme hasta que esté tierna (con cuidado de no quemarla).

Mezclar junto con el vinagre en otro recipiente una cucharada de sal y azúcar. Combine toda la berenjena, el puré de tomate con vinagre y la cebolla dorada en la sartén grande, revolviendo bien con una cuchara durante unos 5 minutos hasta que espese. Agregue las hojas de menta y transfiéralas a una fuente para hornear mediana.

Deje enfriar y refrigere durante unas dos horas.
Servir preferiblemente a temperatura ambiente.

Buon appetito!

Champiñones Rellenos de Parmigiano-Reggiano

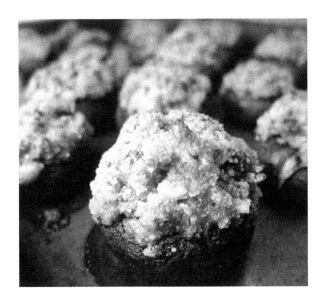

Para 6
Ingredientes:

12 champiñones blancos grandes o cremini
1 rebanada de pan a la italiana, cortada en trozos
pequeños (aproximadamente ½ taza)
¼ taza de leche entera
1 huevo grande
1 yema de huevo grande
1 taza de queso Parmigiano-Reggiano recién rallado

½ cucharadita de romero fresco picado
Pimienta y sal Aceite de oliva virgen extra (Cantidad en la descripción)

Descripción:

Enciende el horno y llévalo a una temperatura de 350 ° F. Engrase una fuente para hornear antiadherente grande con aceite de oliva para mantener los champiñones en una sola capa.

Lavar y limpiar los champiñones quitando los tallos y cortándolos delgados. Deje a un lado la tapa de los champiñones.

Coloca el pan rallado en la leche y luego aprieta para sacar el exceso de leche. Coloque el pan rallado en un bol y agregue el huevo, la yema, el queso, el romero y sal y pimienta al gusto. Agrega los tallos de los champiñones y mezcla bien.

Con una cuchara, vierta algunos de los rellenos en cada tapa de hongo, mezclándolo ligeramente; no presione el relleno con demasiada fuerza, luego coloque los champiñones en la fuente para hornear y vierta el aceite sobre ellos.

Coloque en el horno y hornee durante unos 30 minutos, o hasta que el relleno esté ligeramente dorado. Sirva bien caliente y disfrútelo de inmediato.

Buon appetito!

Flores De Calabacín Rellenas

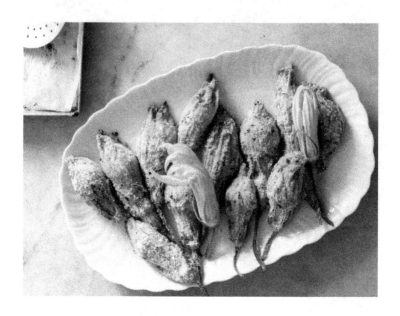

Para 6
Ingredientes:

12 flores de calabacín
4 onzas de mozzarella fresca, seca y cortada en tiras
de 1 × -½- × -½ pulgada
6 filetes de anchoa
2/3 taza de harina integral
Maicena (3 cucharadas)
1/2 cucharadita de levadura en polvo
Sal
Agua fresca con gas
Aceite de maní o vegetal para freír

Descripción:

Limpia suavemente las flores con una toalla de papel húmeda. Abre las flores y mete un trozo de mozzarella y un trozo de anchoa en el centro de cada uno. Cierre las flores con fuerza.

En un recipiente poco profundo, mezcle la harina, la maicena y el polvo de hornear.

Mezcle gradualmente el agua con gas hasta que la mezcla esté espesa como la masa para panqueques. Caliente aproximadamente 1 pulgada de aceite en una sartén grande y profunda hasta que la temperatura sea de 370 ° F en un termómetro para freír.

Unas gotas de masa agregadas a la sartén deben chisporrotear y cocinar rápidamente.

Sosteniendo una flor por el extremo abierto para evitar que se abra, sumérjala en la masa, gírela para cubrir todos los lados y deslícela con cuidado en el aceite caliente sin salpicar. Agregue más flores, sin amontonar el

sartén y fría, volteando una vez, hasta que estén crujientes por ambos lados, aproximadamente 1 minuto. Retirar con una espumadera de las flores y escurrir sobre toallas de papel. Repite el mismo proceso con las flores restantes.

Sirva caliente, asegurándose de advertir a los invitados que el relleno puede estar más caliente de lo que parece.

Buon appetito!

Buñuelos de Espinaca y Queso

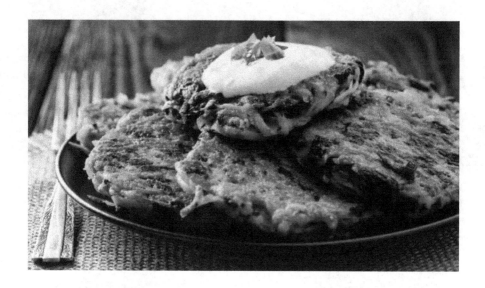

Para 25 buñuelos
Ingredientes:

1 paquete de espinacas congeladas, cocidas y escurridas
queso ricotta entero o semidescremado
1 huevo batido
½ taza de queso Parmigiano-Reggiano recién rallado
Pizca de ralladura de limón
Sal
Pimienta
Una pizca de nuez moscada fresca
½ taza de pan rallado seco
Aceite vegetal para freír

Descripción:

Descongele y exprima bien las espinacas del exceso de líquido para extraer el exceso de líquido. Coloque las espinacas en una tabla de cortar de madera y pique finamente.

En un bol batir las 8 onzas de queso ricotta con el huevo, el queso, la ralladura de limón, la sal, la pimienta al gusto y la nuez moscada las espinacas y mezclar bien.

Coloque el pan rallado en un recipiente pequeño. Vierta una cucharada de la mezcla de panqueques en el pan rallado, volteándolo varias veces hasta que todos los lados estén cubiertos, luego colóquelo en una bandeja para hornear forrada con papel antiadherente y repita el mismo proceso con la mezcla restante. Refrigere durante unos 30 minutos para permitir que los panqueques se enfríen.

Vierta el aceite en una cacerola mediana y caliente a fuego medio-alto hasta que la temperatura alcance los 370 ° F. Agregue el resto de los panqueques y cocine, volteándolos con frecuencia hasta que se doren por todos lados durante unos 4 minutos.

Con una espumadera, retirar del aceite y escurrir sobre toallas de papel. Repita con los buñuelos restantes. (Los buñuelos se pueden freír hasta 3 horas antes de servir y dejar a un lado a temperatura.

Vuelva a calentar en un horno a 350 ° F antes de servir).
Sirva caliente.

Buon appetito!

Tomates asados con queso mozzarella

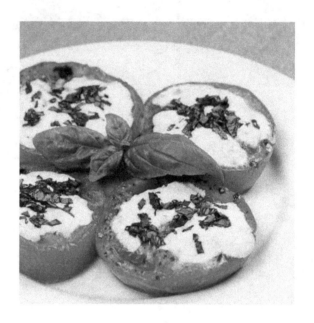

Para 6
Ingredientes:

1 libra de tomates pequeños
¼ taza de aceite de oliva virgen extra
Pimienta y sal al gusto
Mozzarella, rebanada, temperatura ambiente
Hojas de albahaca fresca
Pan italiano para servir
Precaliente el horno a 375 ° F.

Descripción:

En una fuente de horno grande antiadherente, sofreír los tomates con el aceite, la sal y la pimienta.
Ase los tomates en una bandeja para hornear durante unos 20 minutos o hasta que la piel comience a pelarse y se vuelva áspera y dorada.
Deje enfriar un poco.
Coloque las rodajas de mozzarella en cuatro platos para servir.
Colocar los tomates encima de las rodajas de mozzarella recién cortadas y decorar con las hojas de albahaca y servir con crutones de pan.

Buon appetito!

Alcachofas rellenas

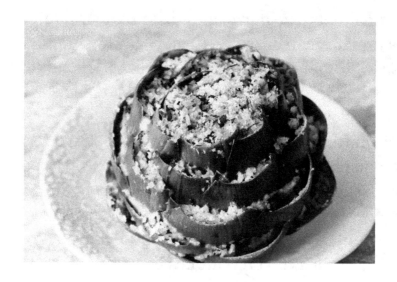

Para 6
Ingredientes:

Jugo de 1 limón
6 alcachofas medianas
Migas de pan
Queso Pecorino Romano o Parmigiano-Reggiano
1/4 taza de perejil fresco
1 diente de ajo grande, picado
Pimienta y sal fina
Aceite de oliva virgen extra

Descripción:

Vierta el agua en un recipiente y agregue el jugo de limón. Con un cuchillo, corte la parte superior de cada alcachofa y recorte los tallos. Retire la parte exterior de los tallos con un pelador de patatas o un cuchillo y coloque los tallos en el agua con el limón. Lavar bien las alcachofas con agua fría.

Trabajando con una alcachofa, doble hacia atrás y retire las hojas pequeñas alrededor de la base. Con unas tijeras de cocina, corte las puntas puntiagudas de las hojas restantes.

Con un cuchillo, retire la alcachofa del interior hasta que se forme una cavidad y sumerja la alcachofa en el agua de limón.

Secar los tallos y picarlos finamente. En otro recipiente, mezcle los tallos con el pan rallado, el queso, el perejil, el ajo, la sal y la pimienta al gusto. Agregue dos cucharadas de aceite de oliva para humedecer las migas de manera uniforme.

Escurre las alcachofas.

Vierta algunas de las mezclas de pan rallado en el centro y entre las hojas. Repite el mismo proceso con el resto de alcachofas.

Coloque las alcachofas en una fuente para hornear lo suficientemente grande como para mantenerlas en posición vertical. Vierta agua a una profundidad de aproximadamente ¾ de pulgada alrededor de ellos y rocíe con las dos cucharadas restantes de aceite de

oliva. Tapa y tapa la sartén a fuego medio-alto.
Cuando el agua hierva a fuego lento, reduzca el fuego
a bajo. Cocine hasta que las bases de las alcachofas
estén tiernas, unos 45 minutos.
Agregue más agua si es necesario mientras cocina
para evitar que se queme.
Servir caliente oa temperatura ambiente.

¡Buon apetito!

Pimientos Asados con Alcaparras y Provolone

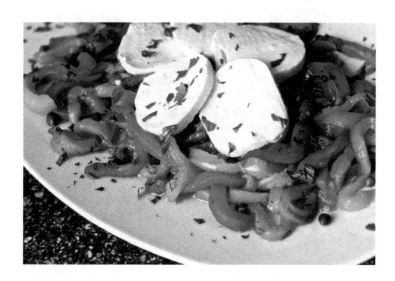

Para 6
Ingredientes:

4 pimientos morrones rojos o amarillos grandes
1 diente de ajo cortado por la mitad
¼ taza de albahaca fresca picada o ½ cucharadita de orégano seco
2 cucharadas de alcaparras envasadas con sal, enjuagadas y escurridas
Sal y pimienta
¼ taza de aceite de oliva extra virgen
6 onzas de provolone italiano importado, cortado en rodajas finas

Descripción:

Coloque la rejilla en el tercer nivel y precaliente el horno a 425 ° F. Cubra una bandeja para hornear grande con papel de aluminio.

Corte alrededor de cada tallo de pimiento con un cuchillo pequeño y afilado y retire el tallo, el corazón y las semillas. Corta el

pimientos por la mitad a lo largo. Coloque los lados cortados hacia abajo en la sartén preparada, aplanándolos con su

palma.

Ase los pimientos hasta que la piel esté manchada de color marrón y ampollado, unos 40 minutos, girando la sartén si es necesario para que los pimientos se doren uniformemente. Retirar la sartén del horno y dejar enfriar.

Con los dedos, retire y deseche la piel del pimiento. Corta los pimientos en tiritas y colócalos en un bol. Agregue el ajo, la albahaca, las alcaparras, la sal y la pimienta al gusto, y el aceite de oliva y mezcle bien. Deje reposar durante al menos 30 minutos. (Los pimientos se pueden preparar con hasta 24 horas de anticipación y refrigerar).

Justo antes de servir, retire el ajo. Coloca la ensalada de pimientos en el centro de una porción poco profunda.

En un plato, rodear con el queso y servir.

Buon appetito!

Crostini de aguacate y bottarga

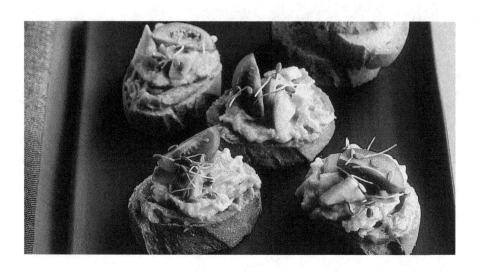

para 6
ingredientes:

1 aguacate Hass maduro, pelado, sin hueso y en rodajas finas
1 receta de Crostini
Un trozo de bottarga para afeitarse
Pimienta negra recién molida
Aceite de oliva virgen extra

Descripción:

Machaca el aguacate en trozos grandes. Extiéndalo sobre el crostini.

Con un pelador de verduras de hoja giratoria o un cuchillo de cocina afilado, corte las rodajas finas de bottarga; quieres alrededor de 1 onza. Colocar la bottarga encima del aguacate, espolvorear con pimienta y unas gotas de aceite y servir.

Buon appetito!

Crostini con Radicchio y Gorgonzola

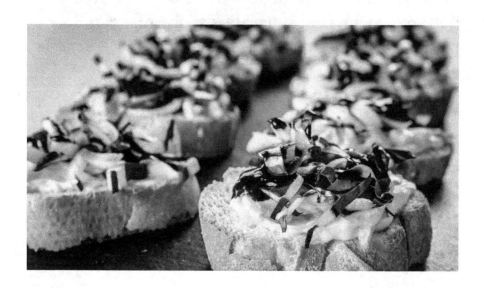

sirve 8
ingredientes:

1 cabeza de achicoria (alrededor de 8 onzas)
2 cucharadas de aceite de oliva extra virgen
2 cucharadas de pasas
¼ de taza de agua
1 cucharadita de vinagre balsámico, o al gusto
Sal y pimienta recién molida
1 receta de Crostini
2 onzas de gorgonzola dolce, desmenuzado

Descripción:

Dividir la achicoria por la mitad y quitar la parte central. Cortar cada mitad transversalmente en tiras finas.

Caliente el aceite en una sartén grande a fuego medio. Agregue la achicoria, las pasas y el agua, tape y cocine por 15 minutos, o hasta que la achicoria esté tierna. Retire la tapa y deje que el agua se evapore.

Agrega el vinagre, la pimienta y la sal al gusto. Vierta la achicoria y las pasas sobre el crostini. Espolvorear con el queso y servir.

Buon appetito!

Pasta, risotti y polenta

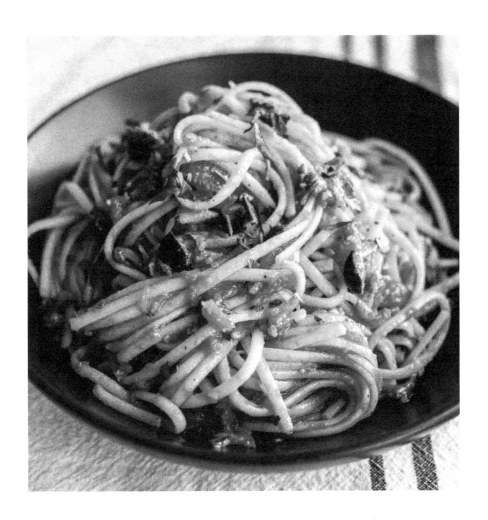

Sopa De Calabacín Y Patatas

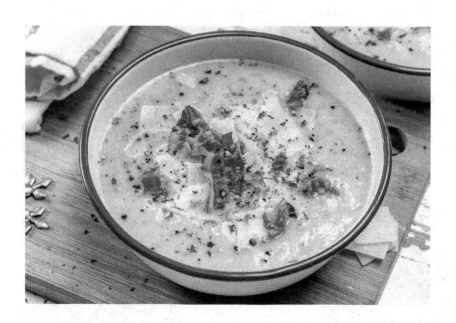

para 6
ingredientes:

8 tazas de agua
1 diente de ajo picado
1½ cucharaditas de sal
3 papas medianas, peladas y cortadas en trozos de ½
pulgada
3 calabacines medianos, lavados, recortados y
cortados en trozos de ½ pulgada
4 onzas de espaguetis, partidos en trozos pequeños
(aproximadamente 1 taza)

3 cucharadas de aceite de oliva extra virgen, y más para servir
Pimienta recién molida
½ taza de Parmigiano-Reggiano recién rallado

Descripción:

En una olla grande, hierva el agua.
Agregue el ajo, la sal y las papas y cocine hasta que las papas estén tiernas aproximadamente 10 minutos.
Agregue el calabacín y los espaguetis y cocine hasta que los espaguetis estén al dente, aproximadamente 10 minutos.
Agregue el aceite y la pimienta al gusto. Agregue el queso y sirva rociado con aceite adicional.

Buon appetito!

Ribollita (pan toscano y sopa de verduras)

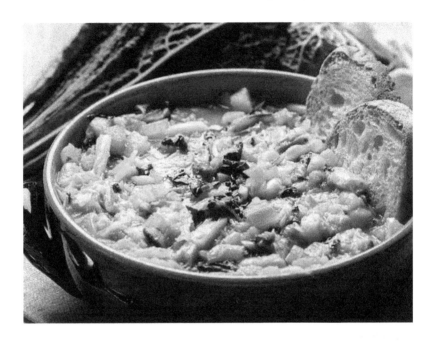

para 4 personas
ingredientes:

2 cebollas medianas, picadas
2 zanahorias, peladas y picadas
1 costilla de apio picada
1 cucharada de romero fresco picado
1 cucharadita de tomillo fresco picado
1 cucharadita de salvia fresca picada
Olio extravergine d'oliva

½ repollo pequeño, sin corazón y desmenuzado

12 onzas de col rizada, preferiblemente col rizada toscana, cortada en tiras estrechas

1 taza de tomates italianos frescos o enlatados picados

Sal

3 tazas de caldo rico de verduras o caldo de pollo

3 tazas de agua

3 tazas de frijoles cannellini cocidos (ver receta) o frijoles enlatados, con su líquido

Pimienta recién molida

8 rebanadas de pan italiano rústico de un día

Descripción:

En una olla grande, cocine las cebollas, las zanahorias, el apio y las hierbas en el aceite a fuego medio, revolviendo con frecuencia, hasta que las cebollas estén doradas, aproximadamente 10 minutos. Agregue el repollo, la col rizada y los tomates y revuelva bien. Agregue 1 cucharadita de sal, caldo y agua, deje hervir a fuego lento y cocine por 30 minutos.

Para espesar la sopa, triture la mitad de los frijoles con un machacador de papas o un batidor de varillas y agregue todos los frijoles a la olla.

Agregue más agua para cubrir las verduras si es necesario Cocine por 1 hora más. Sazone al gusto con sal y pimienta. (La sopa se puede preparar hasta con

3 días de anticipación. Deje enfriar, luego cubra y refrigere; vuelva a calentar suavemente).

Coloque algunas rebanadas de pan en el fondo de un tazón grande para servir o sopera. Agrega una capa de sopa. Repita las capas, terminando con el pan. Deje reposar durante 10 minutos hasta que se absorba el líquido. Sirva caliente oa temperatura ambiente, rociado con aceite de oliva.

Buon appetito!

Sopa de brócoli, ajo y pasta

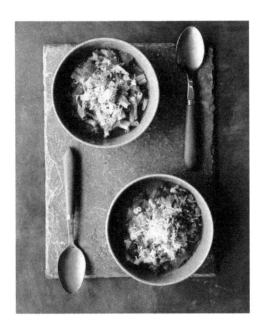

para 6
ingredientes:

1 manojo de brócoli mediano (aproximadamente 1¼ libras)
3 dientes de ajo finamente picados
3 cucharadas de aceite de oliva extra virgen
6 tazas de agua
Sal
1 taza de codo, ditalini u otra pasta corta
2 cucharadas de perejil fresco picado
Pimienta recién molida
½ taza de Parmigiano-Reggiano recién rallado

Descripción:

Retire los floretes de brócoli de los tallos y córtelos en trozos pequeños del tamaño de un bocado. Dejar de lado. Recorta la base de los tallos y pélalos con un pelador de patatas o un cuchillo afilado. Cortar transversalmente en rodajas de ½ pulgada de grosor. Dore y cocine el ajo en una sartén grande en el aceite a fuego medio hasta que esté dorado, aproximadamente 1 minuto. Agregue los tallos de brócoli, agua y sal al gusto, deje hervir a fuego lento, cocine por unos 30 minutos hasta que los tallos estén muy tiernos.

Con una espumadera, transfiera los tallos a un procesador de alimentos o licuadora. Procese hasta que quede suave. Regreso

el puré a la olla. (La sopa se puede preparar con anticipación. Deje enfriar, cubra y luego refrigere por hasta 24 horas).

Vuelva a calentar la sopa hasta que hierva a fuego lento. Agregue la pasta y los floretes de brócoli y cocine, revolviendo a menudo, hasta que

la pasta está tierna, unos 10 minutos. Agregue el perejil, una cantidad generosa de pimienta y ¼ de taza de queso. Gusto por condimentar.

Sirva espolvoreado con el ¼ de taza restante de queso.

Buon appetito!

Sopa de espinacas y polenta

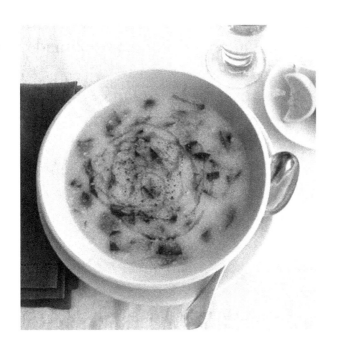

para 6
ingredientes:

4 cucharadas (½ barra) de mantequilla sin sal
2 dientes de ajo picados
2 bolsas (10 onzas) de espinacas, lavadas, sin tallos
duros y cortadas en trozos pequeños
5 tazas de caldo rico de verduras o caldo de pollo
½ taza de harina de maíz amarilla finamente molida
Sal y pimienta recién molida
½ taza de Parmigiano-Reggiano recién rallado

Descripción:

Derrita la mantequilla en una sartén grande a fuego medio alto. Agregue el ajo y cocine, revolviendo, hasta que esté ligeramente dorado, aproximadamente 1 minuto.
Cocine las hojas de espinaca hasta que se ablanden durante unos 5 minutos, con cuidado de revolver bien.
Agregue 4 tazas de caldo y cocine a fuego lento. Mezcle la 1 taza restante de caldo y la harina de maíz en un tazón pequeño hasta que quede suave. Agregue a la olla, revuelva bien y sazone al gusto con sal y pimienta. Cocine, revolviendo ocasionalmente, hasta que la sopa esté espesa, aproximadamente 30 minutos; si la sopa se vuelve demasiado espesa, agregue un poco de agua tibia y revuelva bien. Gusto por condimentar. Agregue la cucharada restante de mantequilla y el queso y sirva.

Buon appetito!

Sopa de Farro-Vegetales

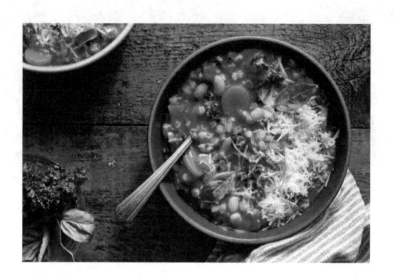

para 6
ingredientes:

1 cebolla mediana picada
¼ taza de aceite de oliva extra virgen
1 diente de ajo picado
2 papas medianas, peladas y picadas
1 taza (aproximadamente 6 onzas) de farro perlado
6 tazas de agua
Sal
8 onzas de col rizada toscana o regular, recortadas y
cortadas en tiras de ½ pulgada de ancho
1 taza de tomates italianos enlatados picados
Pizca de pimiento rojo triturado
⅓ taza de Pecorino Romano, recién rallado

Descripción:

Fríe la cebolla en el aceite de oliva a fuego medio-alto hasta que esté dorada en una olla grande, revolviendo a menudo, hasta que esté dorada, unos 8 minutos.
Agrega el diente de ajo y cocina por 1 minuto.
Ponga las patatas y el farro y cocine por 10 minutos.
Agregue el agua y la sal al gusto, luego agregue la col rizada, los tomates y el pimiento rojo.
Lleve la sopa a ebullición hasta que espese y cocine por unos 30 minutos, o la sopa esté espesa y las papas y el farro estén tiernos; agregue más agua si la sopa se vuelve demasiado espesa.
Sirve espolvoreado con queso.

Buon appetito!

Sopa de verduras de otoño

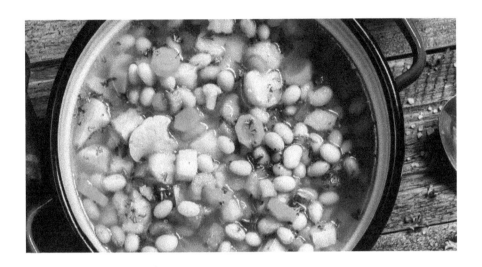

para 4 personas
ingredientes:

1 cebolla grande picada

2 cucharadas de aceite de oliva extra virgen

1 nuez u otra calabaza de invierno (aproximadamente 2 libras), cortada a la mitad a lo largo, sin semillas, pelada y picada (aproximadamente 8 tazas)

1 papa cerosa grande, como Yukon Gold, pelada y picada

1 pimiento rojo pequeño, picado

1 taza de tomates frescos o italianos enlatados, picados

4 tazas de caldo rico de verduras o caldo de pollo, o más según sea necesario

Sal y pimienta recién molida
1 receta de Crutones

Descripción:

Cocine la cebolla durante 10 min en el aceite a fuego medio hasta que esté tierna y dorada, agregue la calabaza, la papa y el pimiento morrón y revuelva bien. Agregue los tomates, el caldo, la sal y la pimienta al gusto y deje hervir.

Tape la olla, baje el fuego y cocine por 30 min. o hasta que las verduras estén tiernas. Retirar del fuego y dejar enfriar.

Vierta toda la sopa en un procesador de alimentos o batidora y mezcle hasta obtener un puré. en lotes si es necesario. Vuelve a la olla.

Si la sopa está demasiado espesa más caldo o agua al gusto.

Sazone al gusto con sal y pimienta.

Sirve la sopa y acompaña con picatostes de pan y rocía con aceite de oliva virgen extra.

Buon appetito!

Polenta Frita con Champiñones

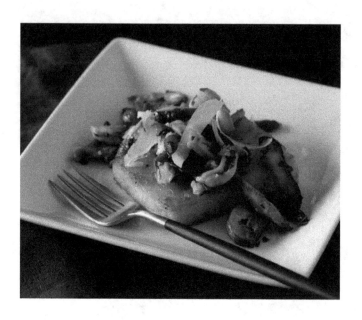

sirve 6/8
ingredientes:

2 cucharadas de mantequilla sin sal
3 cucharadas de aceite de oliva extra virgen
1 cebolla pequeña picada
8 once di champignon
1 cucharadita de salvia fresca picada o una pizca de salvia seca desmenuzada
1 receta de Creamy Polenta, aún caliente
Descripción:

Engrase una fuente para hornear de 13 × -9- × -2 pulgadas.

Derrita 1 cucharada de mantequilla en una sartén grande a fuego alto.

Descripción:

Agregue la cebolla tierna y cocine, revolviendo con frecuencia, hasta que esté tierna y dorada, aproximadamente 10 min. Agregue los champiñones y la salvia y cocine, a menudo revolviendo, hasta que los champiñones estén ligeramente dorados y los jugos que liberan se hayan evaporado.

Unte los champiñones con la polenta cocida y revuelva bien. Extienda la polenta uniformemente en la fuente para hornear preparada. Dejar enfriar a temperatura ambiente.

Corta la polenta en cuadrados de 2 pulgadas.

En una sartén antiadherente, escale el aceite a fuego medio-alto.

Agregue algunos de los cuadrados de polenta y cocine hasta que estén dorados, aproximadamente 4 minutos.

Dorar todas las piezas por todos lados. Escurrir sobre toallas de papel. Repite con la polenta restante.

Servir caliente.

Buon appetito!

Risotto con Kale

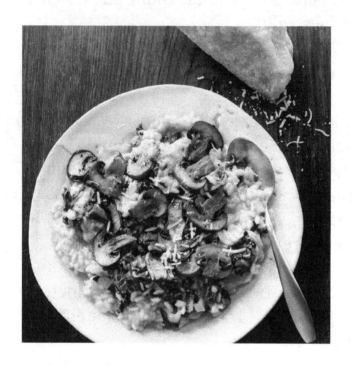

para 6
ingredientes:

Sal
1 manojo de col rizada
1 cebolla mediana, finamente picada
¼ taza de aceite de oliva extra virgen
2 dientes de ajo finamente picados
1½ tazas de arroz de grano corto, como Arborio
½ taza de vino blanco seco, a temperatura ambiente
Pimienta recién molida
¾ taza de Parmigiano-Reggiano recién rallado

Descripción:

En una olla grande, hierva agua con sal (aproximadamente 8 tazas). olla grande. Apile las hojas de col rizada unas pocas a la vez y córtelas transversalmente en tiras estrechas. Vierta el repollo en el agua hirviendo y cocine. durante 5 minutos o hasta que estén tiernos. Retirar con una espumadera o espumadera y escurrir en un colador. Mantenga caliente el líquido de cocción.

En una cacerola bastante grande, cocine la cebolla en el aceite de oliva a fuego medio, revolviendo de vez en cuando bien durante unos 9 minutos, o hasta que esté ligeramente dorado. Agregue el ajo y cocine por 1 minuto. Aumente el fuego a medio-alto, agregue el arroz y cocine, a menudo revolviendo con una cuchara de madera, durante 3 minutos o hasta que el arroz esté caliente.

Agrega el vino y cocina hasta que se haya evaporado. Agregue el agua de cocción de la col rizada aproximadamente ½ taza a la vez, revolviendo con frecuencia después de cada adición y esperando hasta que cada una esté casi absorbida antes de agregar más caldo.

Cocine a fuego lento para que el arroz no se seque. Después de unos 10 minutos, agregue la col rizada y continúe cocinando y agregando el caldo.

Sazone al gusto con sal y pimienta.

Revuelva bien durante unos 9 minutos, o hasta que estén ligeramente dorados pero tiernos al morder y se vean cremosos, de 18 a 20 minutos.

Agregue el queso y rocíe con un poco de aceite. Vierta en tazones poco profundos y sirva.

Buon appetito!

Risotto con Peras y Gorgonzola

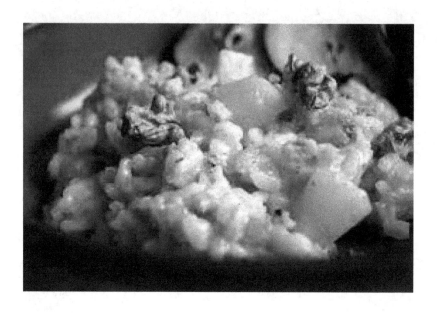

sirve8
ingredientes:

3 tazas de caldo de verduras rico

2 tazas de agua

3 cucharadas de mantequilla sin sal

1 cucharada de aceite de oliva extra virgen

1 cebolla mediana, muy finamente picada

1½ tazas de arroz de grano corto, como Arborio

¾ taza de vino blanco seco, a temperatura ambiente

2 peras grandes, peladas, partidas por la mitad, sin corazón y finamente picadas
Sal y pimienta recién molida
3 onzas de gorgonzola dolce, desmenuzado

Descripción:

En una cacerola mediana, lleve el caldo y el agua a fuego lento a fuego medio.
Reduzca la llama a baja para mantener el calor.
En una cacerola grande, derrita dos cucharadas de mantequilla con el aceite de oliva a fuego medio.
Agregue la cebolla y cocine, revolviendo ocasionalmente con una cuchara de madera, hasta que esté dorada, aproximadamente 8 min.
Aumente el fuego a medio-alto, agregue el arroz y cocine, revolviendo a menudo, durante 3 minutos o hasta que el arroz esté caliente. Agrega sin dejar de remover el vino y deja que se evapore. Agregue los guisantes y cocine por 1 minuto. Agregue las peras y cocine por 1 minuto.
Agregue la mezcla de caldo tibio aproximadamente ½ taza a la vez, revolviendo frecuentemente. Espere a que se seque y absorba antes de agregar más caldo. Reduce el fuego para que el arroz no se seque.
Sazone al gusto con sal y pimienta.

El risotto estará listo cuando esté sólido y rancio pero tierno al morder y se vea cremoso, de 18 a 20 minutos.

Buon appetito!

Agregue la cucharada restante de mantequilla y el queso, vierta en tazones poco profundos y sirva.

Buon appetito!

Ensalada de farro, calabacín y tomate secado al sol

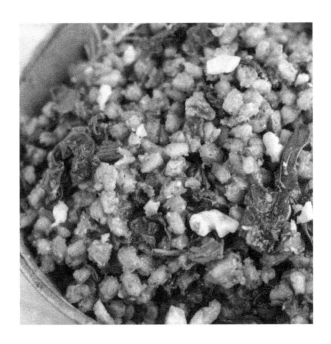

para 4 personas
ingredientes:

1½ tazas (9 onzas) de farro perlado
Sal
tomate secado al sol, remojado en agua caliente
durante 10 minutos
½ cebolla morada pequeña, finamente picada
¼ taza de albahaca fresca rallada
¼ taza de perejil fresco picado
1 cucharada de menta fresca picada

¼ taza de aceite de oliva extra virgen
2 cucharadas de jugo de limón fresco
1 cucharada de vinagre de vino tinto
Pimienta recién molida
2 calabacines pequeños, lavados, recortados y
cortados en cubos pequeños

Descripción:

Caliente 7 tazas de agua a hervir en una cacerola
mediana.
Agregue el farro y una cucharadita de sal y cocine
hasta
el farro está tierno unos 20 minutos. Escurrir y
colocar en un tazón para servir.
Mientras tanto, escurra los tomates secados al sol,
séquelos y córtelos en dados pequeños.

Mezcle el farro con la cebolla, las hierbas, el aceite, el
jugo de limón, el vinagre y sal y pimienta al gusto.
Agregue los tomates y el calabacín, mezcle bien y
sirva.

Buon appetito!

Fettuccine con ricotta y guisantes

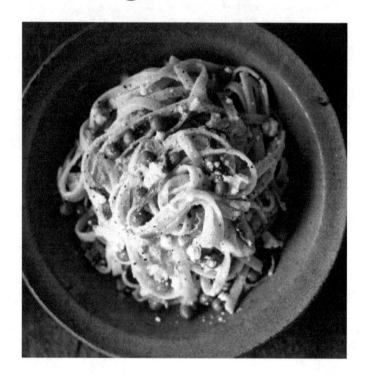

para 6
ingredientes:

Sal
1 paquete de guisantes congelados
1 cebolleta pequeña, picada en trozos grandes
1 taza de ricotta de leche entera
Pimienta recién molida
1 libra de fettuccine fresco (ver receta) o seco
½ taza de Parmigiano-Reggiano recién rallado

Descripción:

Ponga a hervir una olla grande de agua con sal.
Agregue los guisantes y cocine por 1 minuto.
Con un colador, saque los guisantes y escurra bien.
Deja el agua hirviendo.
Coloque los guisantes en la batidora, agregue la
cebolleta y haga puré hasta que quede suave.
Agregue la ricotta, sal al gusto y un generoso molido
de pimienta y mezcle bien.
Vierta fettuccine en agua hirviendo y revuelva y
cocine, revolviendo con frecuencia, hasta que esté al
dente. Saque un poco del agua de cocción y reserve.
cuele el fettuccine y devuélvalo a la olla.
Agrega la salsa y un poco del agua de cocción a la
pasta y mezcla bien. Servir inmediatamente,
espolvoreado con el queso.

Buon appetito!

Espaguetis con Huevos, Alcachofas y Guisantes

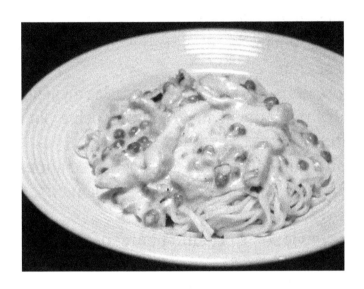

para 4 personas
ingredientes:

1 cebolla mediana, finamente picada
¼ taza de aceite de oliva extra virgen
1 paquete (9 onzas) de corazones de alcachofa congelados, parcialmente descongelados y en rodajas finas
½ taza de agua
Sal y pimienta recién molida
¾ taza de guisantes congelados (no descongelados)
8 onzas de espaguetis

2 huevos grandes
½ taza de Pecorino Romano recién rallado

Descripción:

En una sartén grande para contener todos los ingredientes, cocine la cebolla en el aceite a fuego medio hasta que
ablandado, unos 5 minutos. Agregue las alcachofas, el agua y sal y pimienta al gusto, tape y cocine por
10 minutos.
Agregue los guisantes congelados y cocine por 2 min.
Hierva un poco de agua y vierta los espaguetis, revuelva y
cocine, revolviendo frecuentemente, hasta que estén al dente.
Por separado, batir los huevos con parte del queso.
Aparte un poco del agua de cocción de la pasta y déjela a un lado.
Escurre la pasta y échala en la sartén.
con las verduras. Agregue un poco del agua de cocción, rocíe con la mezcla de huevo y mezcle bien hasta que
los espaguetis están cubiertos con la salsa.
Espolvoree con el ¼ de taza de queso restante y sirva inmediatamente.

Buon appetito!

Fusilli con Ragu de Coliflor Picante

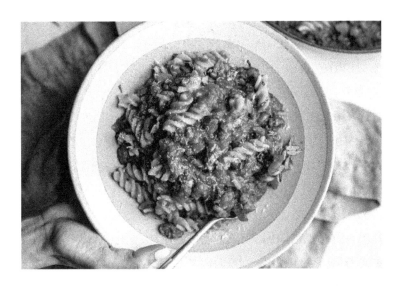

para 6
ingredientes:

Sal
1 coliflor mediana, cortada, sin corazón y cortada en floretes
2 dientes de ajo grandes, finamente picados
Aceite de oliva extra virgen y más para rociar
6 filetes de anchoa, escurridos y picados
Pizca de pimiento rojo triturado
1 lata (28 onzas) de tomates italianos, con su jugo, picados
½ cucharadita de orégano seco

8 onzas de fusilli

Descripción:

Ponga a hervir una olla grande de agua con sal.
Ponga la coliflor y cocine por 14 min, o hasta que esté
muy tierna al pincharla con un cuchillo.
Mientras tanto, cocina el ajo en el aceite a fuego
medio durante 1 min. Agregue las anchoas (si las usa)
y el pimiento rojo y cocine, revolviendo, hasta que las
anchoas se disuelvan. Agregue los tomates con
orégano y sal al gusto y cocine, revolviendo
ocasionalmente, hasta que los tomates estén
ligeramente espesos, aproximadamente 15 minutos.
Cuando la coliflor esté muy tierna, saca los trozos con
una espumadera y escúrrelos bien en un colador.
Reserva el agua hirviendo para la pasta. Agrega la
coliflor a la salsa de tomate. Con una cuchara grande,
machaca la coliflor en la salsa hirviendo y cocina por
10 minutos más.
Mientras tanto, vuelva a hervir el agua de coliflor.
Agregue la pasta, revuelva bien y cocine, revolviendo
a menudo, hasta que esté al dente. Drenar.
Agregue el fusilli u otra pasta a la salsa y mezcle para
combinar. para cubrir, rociar con un poco de aceite
de oliva extra virgen y servir inmediatamente.

Buon appetito!

Fagioli de pasta al horno

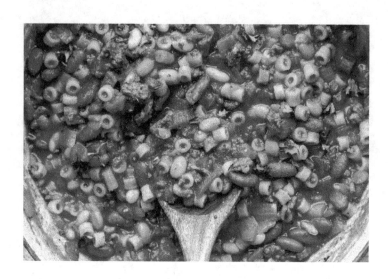

sirve4 / 6
ingredientes:

2 costillas de apio finamente picadas
3 dientes de ajo finamente picados
¼ de taza más 2 cucharadas de aceite de oliva extra
virgen
2 tazas de puré de tomate
Sal
Pizca de pimiento rojo triturado
4 tazas de frijoles borlotti (arándano) cocidos
12 onzas de mostaccioli o ziti

Descripción:

Precalienta el horno a 375 ° F.

En una cacerola grande, cocine el apio y el ajo en ¼ de taza de aceite a fuego medio hasta que estén dorados, aproximadamente 5 minutos. Agregue el puré de tomate, 1 cucharadita de sal y el pimiento rojo, deje hervir a fuego lento y cocine por 5/6 minutos.

Agregue los frijoles y su líquido, lleve a fuego lento y cocine por 5 minutos. Triture algunos de los frijoles con el dorso de una cuchara grande para cocinar o con un machacador de papas.

Agregue la pasta, revuelva bien y cocine, revolviendo a menudo, hasta que esté casi al dente, pero no del todo.

Reserva un poco del agua de cocción. Escurre la pasta.

Mezcle la pasta con la salsa de frijoles y el agua de cocción reservada. Se verá espesa. Vierta con una cuchara en una fuente para hornear poco profunda de 2½ cuartos.

Vierta el aceite restante.

Hornee por 45 minutos, o hasta que la salsa burbujee y la pasta esté ligeramente dorada por encima. Servir caliente.

Buon appetito!

Platos principales y guarniciones

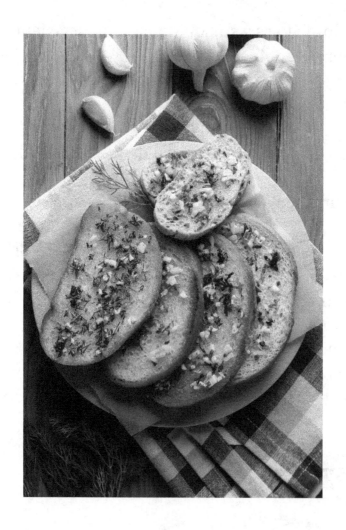

Frittata con Brócoli y Mozzarella

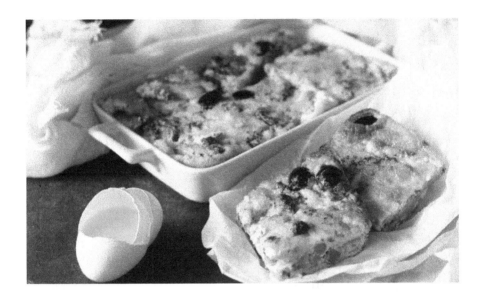

para 6
ingredientes:

1 diente de ajo, en rodajas finas
3 cucharadas de aceite de oliva extra virgen
2 tazas de brócoli rabe del tamaño de un bocado
Aproximadamente 2 cucharadas de agua
8 huevos grandes
Sal y pimienta recién molida
4 onzas de mozzarella ahumada, en rodajas

Descripción:

Cocine el ajo en el aceite en una sartén antiadherente de 10 pulgadas a fuego medio hasta que esté dorado, aproximadamente 1 minuto.

Agrega el brócoli rabe y el agua. Cocine, revolviendo hasta que el brócoli rabe esté tierno al pincharlo con un cuchillo, unos 8 minutos, agregando un poco más de agua si parece seco.

Batir los huevos, la sal y la pimienta al gusto en un bol.

Reducir la llama. Vierta la mezcla de huevo en la sartén. Extienda el brócoli rabe uniformemente en la sartén y cubra con las rodajas de mozzarella.

Cocine, levantando los bordes de vez en cuando para permitir que el huevo crudo llegue a la superficie de la sartén caliente hasta que la frittata esté parcialmente cuajada y ligeramente dorada en el fondo, de 8 a 10 minutos.

Deslice la frittata en un plato, con el lado marrón hacia abajo, luego invierta la sartén sobre el plato y rápidamente voltee el plato y la sartén para que el lado marrón quede hacia arriba. Cocine hasta que cuaje en el centro, unos 5 minutos más. O, si prefiere no voltear la frittata, use una sartén a prueba de fuego y deslícela debajo de un asador caliente durante 3 a 5 minutos, o hasta que los huevos estén listos.

Deslice la frittata en un plato para servir y córtela en gajos. Servir caliente oa temperatura ambiente.

Buon appetito!

Torres de berenjena

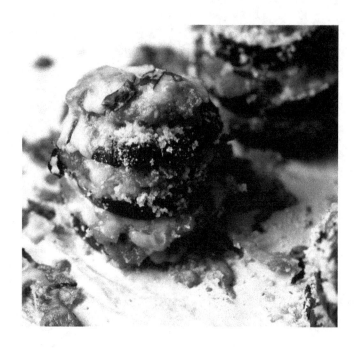

sirve 5/7
ingredientes:

Aceite de oliva virgen extra y más para cepillar
2 berenjenas, recortadas y cortadas en rodajas de ½
pulgada de grosor
Sal y pimienta recién molida
¼ de taza de hojas de albahaca fresca
¼ taza de hojas frescas de perejil
2-3 tomates grandes, cortados en ocho rodajas de ¼
de pulgada de grosor (en total)

12 onzas de mozzarella, cortada en ocho rebanadas

Descripción:

Precalienta el horno a 425 ° F. Engrase dos moldes para hornear grandes con aceite de oliva virgen extra. Unta las rodajas de berenjena con aceite de oliva por ambos lados. Coloca las rodajas en una sola capa sobre las bandejas para hornear. Espolvorea con sal y pimienta al gusto.

Bages I 12-15 min, o hasta que se dore ligeramente en la parte inferior. Voltee las rodajas y hornee por 10 minutos más, o hasta que estén doradas por ambos lados y tiernas. Retirar del horno. Necesitarás ocho rebanadas para las torres; reserva el resto para bocadillos u otro propósito. Reduzca el fuego del horno a 375 ° F.

Mientras tanto, seque las hojas de albahaca y perejil con toallas de papel. Colócalos en un procesador de alimentos o licuadora con una pizca de sal y pica finamente. Con la máquina en funcionamiento, agregue el⅓ taza de aceite de oliva y

procesar hasta que quede suave. (El aceite de albahaca se puede preparar con hasta 4 horas de anticipación, cubrir y refrigerar).

En una bandeja para hornear limpia, coloque una rodaja de tomate en cada una de las 4 rodajas de berenjena. Espolvorear con sal y untar con un poco de aceite de albahaca. Coloque una rebanada de queso encima. Repite con otra capa de berenjena, sazone con sal y aceite de albahaca y cubra con las rodajas de tomate restantes y el queso. (Si las pilas amenazan con deslizarse, introduzca una brocheta o un palillo de cóctel por el centro para asegurarlas).

Hornea las pilas durante 15 minutos o hasta que el queso se derrita. Retirar del horno, rociar con el aceite de albahaca restante y servir.

Buon appetito!

Berenjena rellena

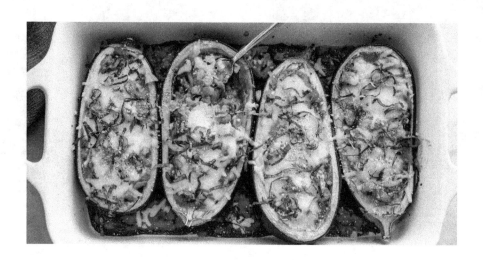

sirve 4/6
ingredientes:

Sal
2 berenjenas, cortadas y cortadas por la mitad a lo
largo
1 cebolla grande picada
¼ de taza más dos cucharadas de aceite de oliva extra
virgen
1 taza de tomates italianos enlatados frescos o
escurridos, picados
½ cucharadita de orégano seco
Pimienta recién molida
½ taza de aceitunas negras importadas, picadas y sin
hueso

4 filetes de anchoa, escurridos
3 cucharadas de alcaparras, enjuagadas y escurridas
¼ de taza de pan rallado seco
¼ taza de Parmigiano-Reggiano recién rallado

Descripción:

Hervir un poco de agua con sal en una olla.
Engrasa con aceite de oliva extra virgen una bandeja para hornear lo suficientemente grande como para contener las mitades de berenjena.
Agregue la berenjena al agua hirviendo y cocine por 5 minutos, o hasta que se ablande. Escurrir y dejar enfriar.
Precalienta el horno a 375 ° F.
Saque la pulpa de la berenjena, dejando una cáscara de ½ pulgada de grosor. Coloque las cáscaras de berenjena una al lado de la otra en la fuente para hornear. Pica la carne en trozos de ½ pulgada.
En una sartén grande, cocine la cebolla en ¼ de taza de aceite a fuego medio hasta que se ablande, aproximadamente 8 minutos.
Agrega los trozos de berenjena, los tomates, el orégano y la sal y pimienta al gusto y cocina por 10 minutos, o hasta que la berenjena esté tierna.
Agregue las aceitunas, las anchoas, las alcaparras y el pan rallado.

Raspe la mezcla de berenjena en las cáscaras.
Espolvorea con el queso. Rocíe con las dos
cucharadas restantes de aceite.
Cubra la bandeja para hornear con papel de hornear y
hornee por 35 minutos.
Retire el papel de aluminio y hornee por 15/20
minutos más, o hasta que la berenjena esté tierna y la
parte superior esté dorada.
Servir caliente oa temperatura ambiente.

Buon appetito!

Guiso de verduras picante

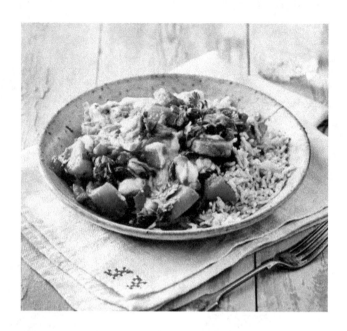

para 6
ingredientes:

1 cebolla mediana picada
¼ taza de aceite de oliva extra virgen
1 diente de ajo finamente picado
4 tomates medianos, cortados en trozos pequeños
3 patatas peladas
2 pimientos morrones rojos
1 berenjena mediana
Pizca de pimiento rojo triturado
Sal
8 hojas frescas de albahaca, cortadas en pedazos

Descripción:

Cocina la cebolla en aceite de oliva virgen extra a fuego medio hasta que esté tierna y dorada, unos 10/12 min.

Agregue el diente de ajo y dore durante 1/2 minuto.

Agregue los tomates, las papas, los pimientos, la berenjena, el pimiento rojo y la sal al gusto, cubra y cocine, revolviendo ocasionalmente, las verduras están tiernas y la mayor parte del líquido se ha evaporado durante unos 40 minutos.

Si las verduras se secan demasiado, puede agregar un poco de agua. O si hay demasiado líquido cuando las verduras están tiernas, destape la sartén y cocine hasta que se acabe la mayor parte, unos 5 minutos.

Espolvorear con albahaca y servir caliente oa temperatura ambiente.

Buon appetito!

Calabacín Parmesano

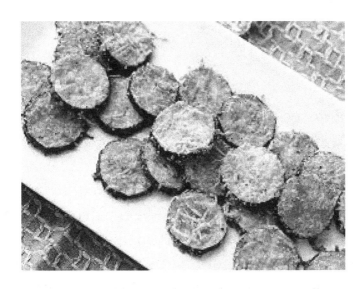

para 4 personas
ingredientes:

⅓ taza de harina para todo uso sin blanquear
½ cucharadita de sal
Pimienta recién molida
Aceite vegetal para freír
2½ libras de calabacín, restregado, recortado y cortado a lo largo en rodajas de ¼ de pulgada de grosor
2 tazas de salsa marinara u otra salsa de tomate simple
6 onzas de caciocavallo o provolone italiano importado añejo o mozzarella, en rodajas

Seis hojas frescas de albahaca, ralladas
½ taza de Parmigiano-Reggiano o Pecorino Romano recién rallado

Descripción:

En un plato, echa la harina con sal y pimienta al gusto.

Caliente aproximadamente ½ pulgada de aceite en una sartén grande a fuego medio hasta que un poco de harina chisporrotee cuando se espolvorea en la sartén. Sumerja algunas de las rodajas de calabacín en la harina, golpee ligeramente el exceso y coloque con cuidado las rodajas en el aceite en una sola capa, sin amontonarse. Freír hasta que se doren por el primer lado, aproximadamente 3 minutos. Dorar las rodajas por ambos lados de 2 a 3 minutos más.

Escurre las rodajas sobre toallas de papel. Repita con el calabacín restante.

Precalienta el horno a 350 ° F.

Vierta una capa fina de salsa de tomate en una fuente para hornear de 9 × 9 × 2 pulgadas. Coloque un tercio de las rodajas de calabacín en la fuente para hornear, superponiéndolas ligeramente. Rompe el queso en trozos pequeños y esparce la mitad sobre el calabacín. Espolvorea con un poco de albahaca. Cubra con otra capa de salsa, la mitad de la albahaca restante y una pizca de queso rallado. Cree capas usando la mitad del calabacín restante, los trozos de queso restantes, un poco de salsa y la albahaca restante. Termine con una capa final de calabacín, aderezo y el resto del queso rallado. (El plato se puede preparar con anticipación hasta este punto, cubrirlo y refrigerarlo hasta por 3 horas).

Hornee por 45 minutos (más si ha sido refrigerado) o hasta que la salsa burbujee. Deje reposar durante 10 minutos antes de servir. Servir caliente.

Buon appetito!

Pimientos Rellenos De Mozzarella

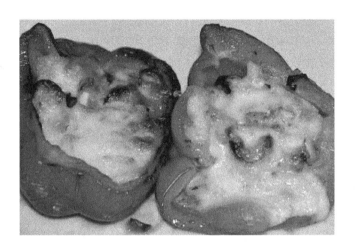

sirve 4/6
ingredientes:

6 pimientos italianos rojos o verdes grandes para freír
1 taza de pan rallado seco
1 diente de ajo rallado o picado
½ taza de Pecorino Romano recién rallado
¼ taza de perejil fresco picado
2 cucharadas de orégano fresco picado o ½
cucharadita seca
Sal y pimienta recién molida
¼ de taza más dos cucharadas de aceite de oliva extra
virgen
4 onzas de mozzarella, picada

1 lata (28 onzas) de tomates italianos triturados

Descripción:

Precalienta el horno a 425 ° F. Engrase una fuente
para hornear de 13 × -9- × -2 pulgadas.
Cortar los pimientos y quitar las semillas.
Mezcle el pan rallado en un recipiente aparte, el ajo,
el queso rallado, las hierbas y la sal y pimienta al
gusto. Agregue ¼ de taza de aceite de oliva hasta que
se humedezcan las migas. Agrega la mozzarella.
Vierta el relleno en los pimientos, golpeándolos para
distribuir el relleno por todas partes.
Coloca los pimientos en la fuente para hornear.
Mezcle los tomates triturados y la sal y pimienta al
gusto. Vierta los tomates sobre los pimientos.
Rocíe con las dos cucharadas restantes de aceite.
Hornee de 35 a 40 minutos, o hasta que los pimientos
estén tiernos y ligeramente dorados. Sirva caliente.

Buon appetito!

Espárragos con Mantequilla y Parmesano

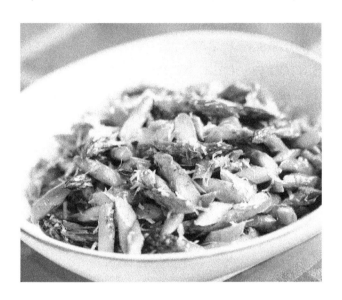

para 6
ingredientes:

Sal
1 libra de espárragos, cortados
2 cucharadas de mantequilla sin sal
Pimienta recién molida
⅓ taza de Parmigiano-Reggiano recién rallado

Descripción:

Hierva una olla grande de agua con sal. Agregue los espárragos y cocine hasta que los tallos se doblen ligeramente cuando los levante del extremo del tallo, de 4 a 8 minutos, dependiendo del grosor.
Retirar con pinzas y secar.
Escurre la sartén y sécala. Regrese los espárragos a la sartén y déles la vuelta brevemente en la mantequilla.
Espolvorear con pimienta al gusto y el queso.
Derretir la mantequilla a fuego lento durante 1 minuto o hasta que el queso se derrita. Atender.

Buon appetito!

Brócoli ahogado

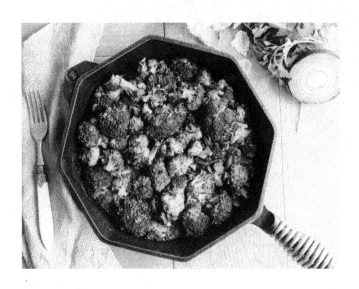

para 4 personas
ingredientes:

1 cebolla mediana picada
3 cucharadas de aceite de oliva extra virgen
1 diente de ajo picado
1 manojo grande de brócoli (aproximadamente 1¼ libras), recortado y cortado en floretes del tamaño de un bocado
6 filetes de anchoa, escurridos y picados (opcional)
½ taza de vino tinto seco
Sal
¼ taza de Pecorino Romano rallado

Descripción:

En una sartén grande, cocine la cebolla (8 minutos) en el aceite a fuego medio hasta que esté tierna y dorada.
Agrega un diente de ajo y cocina 1 minuto más.
Agrega el brócoli, las anchoas, el vino y una pizca de sal, tapa, reduce el fuego a medio-bajo y cocina por 12/15 minutos, o hasta que el brócoli esté tierno.
Espolvorea el brócoli con el queso.
Cubre unos 3 minutos y deja reposar hasta que el queso se derrita.
Atender.

Buon Appetito

Repollo estofado con tomate

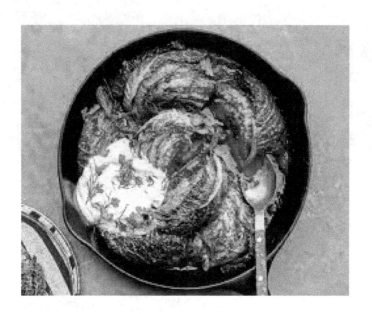

para 6

ingredientes:

1 cebolla mediana, finamente picada

¼ taza de aceite de oliva extra virgen

1 cabeza de col verde

1 lata (14 a 16 onzas) de tomates italianos picados

¼ de taza de agua

Sal y pimienta recién molida

Descripción:

En una sartén grande, cocine toda la cebolla en el aceite a fuego medio hasta que esté tierna y dorada, aproximadamente 8 minutos.

Agregue el repollo, los tomates, el agua y la sal y pimienta al gusto, deje hervir a fuego lento, tape y cocine por 15/20 minutos, o hasta que el repollo esté tierno.

Si hay demasiado líquido, cocine por 5 minutos más hasta que se reduzca.

Servir caliente oa temperatura ambiente.

Buon appetito!

Cardos Al Horno Con Quesos

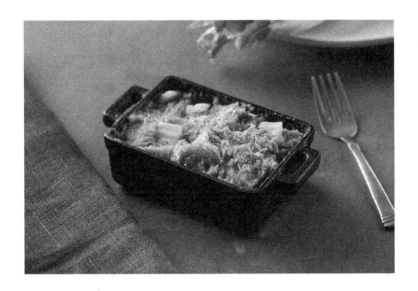

para 6

ingredientes:

Sal

½ limón

1 manojo de cardos (1¼ libras)

Pimienta recién molida

4 onzas de provolone italiano suave importado,
Fontina Valle d'Aosta o Gruyère, en rodajas finas y
cortadas en

Tiras de ½ pulgada de ancho

2 cucharadas de Parmigiano-Reggiano recién rallado

Descripción:

Hierva una olla grande de agua con sal. Exprima el jugo del limón en un tazón grande con agua fría. Recorta la parte inferior de los cardos uno a la vez y corta y desecha las hojas. Con un cuchillo de cocina, retire la capa exterior fibrosa de los tallos y las porciones descoloridas. Corta los tallos en longitudes de 3 pulgadas y colócalos en el agua con limón a medida que avanzas para evitar que se oscurezcan. Escurre los cardos y agrégalos al agua hirviendo. Cocine hasta que esté tierno al pincharlo con un cuchillo, de 20 a 30 minutos. Escurrir y dejar enfriar un poco. Mientras tanto, precalienta el horno a 375 ° F. Unte con mantequilla una fuente para hornear mediana. Colocar los cardos en el plato, espolvorear con pimienta al gusto y colocar encima el provolone. Espolvorea con el parmesano.

Hornee por 15/18 minutos, o hasta que el queso se derrita. Atender.

Buon appetito!

Cardos fritos

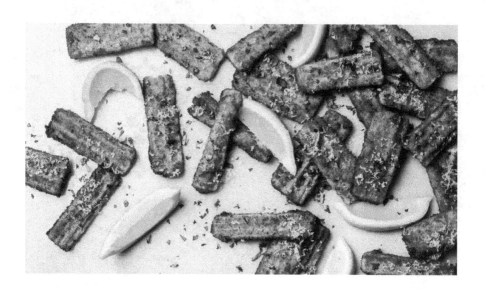

para 4 personas

ingredientes:

2 huevos grandes, batidos

Sal y pimienta recién molida

½ taza de harina para todo uso sin blanquear

1 taza de pan rallado seco

½ manojo de cardos (alrededor de 10 onzas)

Aceite de oliva o vegetal para freír

Descripción:

En una sartén honda, bata los huevos con sal y pimienta al gusto.

Extienda la harina en un plato pequeño.

Coloque el pan rallado en otro plato.

Enrolle los cardos en la harina, sumérjalos en el huevo y luego enróllelos en las migajas. Coloque los cardos en una rejilla de alambre colocada sobre una bandeja para hornear y deje secar durante al menos 30 minutos. (Los cardos se pueden preparar hasta este punto con varias horas de anticipación y refrigerar).

Caliente aproximadamente 2 pulgadas de aceite en una cacerola pesada profunda a fuego medio-alto hasta que la temperatura alcance 370 ° F en un termómetro para freír; un poco de pan rallado debe chisporrotear rápidamente cuando se deje caer en la sartén. Agregue con cuidado algunos de los cardos al aceite; No llene la olla. Fríe los trozos hasta que estén bien dorados, volteándolos una vez, unos 5 minutos. Retirar con una espumadera. Repite con los cardos restantes.

Espolvorear con sal y servir caliente.

Buon appetito!

Zanahorias Cocidas en Leche

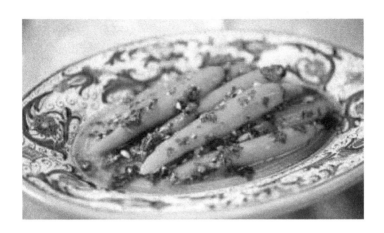

para 4 personas

ingredientes:

1 libra de zanahorias, peladas y en rodajas finas

¾ taza de leche entera

1 cucharada de mantequilla sin sal

½ cucharadita de azúcar

⅛ cucharadita de nuez moscada recién rallada

Pizca de sal

Descripción:

Combine todos los ingredientes en una sartén antiadherente grande, cocine a fuego lento y cocine, revolviendo ocasionalmente, hasta que la mayor parte de la leche se evapore y las zanahorias estén tiernas unos 15 minutos.

Pruebe para condimentar y sirva.

Buon appetito!

Cipollini Agrodolce

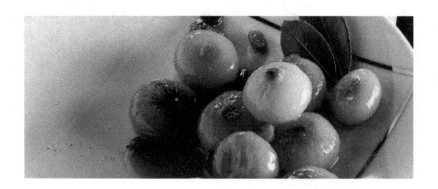

para 6

ingredientes:

1 libra de cipollini o cebollas perla, sin pelar

1 cucharada de romero fresco picado

Sal y pimienta recién molida

¼ taza de vinagre balsámico

2 cucharadas de aceite de oliva extra virgen

1 cucharada de miel

Descripción:

Hierva una olla grande de agua con sal.

Agregue cipollini y cocine por 2 minutos después de que el agua vuelva a hervir.

Escurrir en un colador y enfriar con agua corriente fría.

Precalienta el horno a 425 ° F.

Con un cuchillo de cocina pequeño, afeite el extremo de la raíz de cada cebolla y retire la piel.

Coloque las cebollas en una bandeja para hornear lo suficientemente grande como para mantenerlas en una sola capa. Agregue el romero, la pimienta y la sal al gusto, el vinagre, el aceite y la miel y mezcle bien. Hornee, revolviendo ocasionalmente, hasta que las cebollas estén tiernas y glaseadas con el jugo de la sartén, de 20 a 30 min. Si la sartén se seca demasiado antes de que las cebollas estén cocidas, agregue una cucharada o dos de agua tibia.

Sirva tibio oa temperatura ambiente.

Buon appetito!

Gratinado cremoso de hinojo

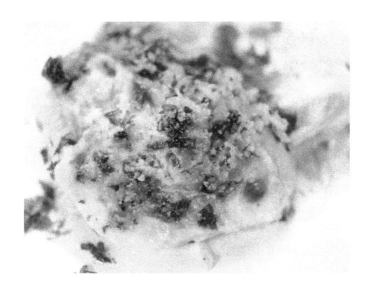

sirve 8

ingredientes:

 Sal

2 bulbos grandes de hinojo

2 cucharadas de mantequilla sin sal, cortada en
trozos

½ taza de crema espesa

Pimienta recién molida

½ taza de Parmigiano-Reggiano recién rallado

Descripción:

Precalienta el horno a 400 ° F. Unte con mantequilla una fuente para hornear de 13 × -9- × -2 pulgadas.

Cocine el hinojo en agua hirviendo con sal durante 7 minutos o hasta que esté casi tierno. Escurrir en un colador y enfriar un poco con agua corriente fría.

Escurrir bien y secar.

Coloque las rodajas de hinojo en la fuente para hornear, superponiéndolas ligeramente. Salpicar con la mantequilla y rociar con la nata. Espolvorear con pimienta al gusto y el queso.

Hornee durante 15 a 20 minutos, o hasta que esté dorado y burbujeante. Atender.

Buon appetito!

Ensalada de garbanzos, tomate y pepino

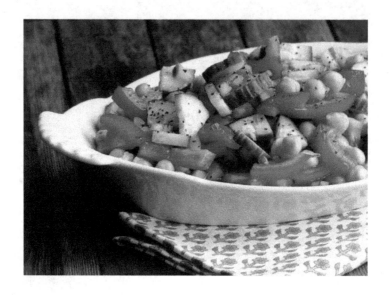

sirve 6/8

ingredientes:

1½ tazas de garbanzos cocidos

2 tomates medianos maduros, cortados en gajos

2 pepinos Kirby pequeños, pelados y en rodajas

½ cebolla morada pequeña, picada

¼ taza de perejil fresco picado

3 cucharadas de aceite de oliva extra virgen

1 cucharada de jugo de limón fresco

Sal y pimienta recién molida

1 manojo de rúcula, cortada (3 tazas)

Descripción:

En un tazón grande, mezcle los pepinos, los garbanzos, los tomates y la cebolla y el perejil.

Rocíe con el aceite de oliva y el jugo de limón, sazone con sal y pimienta al gusto y mezcle bien. Gusto por condimentar.

Coloca la rúcula en una fuente. Cubra con la mezcla de garbanzos y sirva.

Buon appetito!

Ensalada de rúcula, cremini asado y parmesano

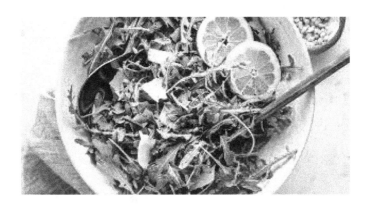

servir 6

ingredientes:

8 champiñones, limpios, cortados y en cuartos si son grandes

¼ taza de aceite de oliva extra virgen

Sal y pimienta recién molida

Dos cucharaditas de vinagre balsámico, más unas gotas para rociar

2 manojos de rúcula, cortados y cortados en trozos pequeños (alrededor de 6 tazas)

Un trozo de 2 onzas de Parmigiano-Reggiano para afeitar

Descripción:

Precalienta el horno a 425 ° F.

En una bandeja para hornear pequeña, mezcle los champiñones con dos cucharadas de aceite y sal y pimienta al gusto.

Ase los champiñones hasta que estén tiernos, durante 15/20 minutos.

Deje enfriar un poco.

En un tazón grande, mezcle las dos cucharadas restantes de aceite y el vinagre junto con una pizca de pimienta y sal. Agrega la rúcula y mezcla bien.

Coloque las verduras en cuatro platos de ensalada. Cubra con los champiñones.

verter con unas gotas de vinagre balsámico.

Con un cuchillo, afeite un poco de parmesano sobre cada ensalada y sirva.

Buon appetito!

Postre

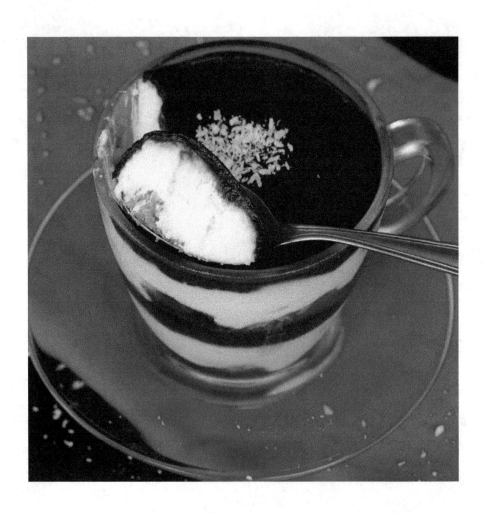

Ensalada De Bayas

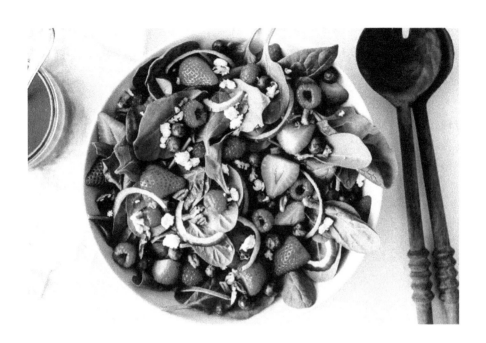

para 4 personas
ingredientes

3 cucharadas de mermelada de albaricoque
2-3 cucharadas de jugo de limón fresco
1 cucharada de licor de naranja
1½ tazas de fresas en rodajas
½ taza de frambuesas
½ taza de moras
½ taza de arándanos

Descripción:

Ponga la mermelada con jugo de limón y licor si lo usa. Agrega la fruta y revuelve
suavemente para cubrir. Deje reposar durante 30 minutos antes de servir.

Buon appetito!

Cremolata de almendras

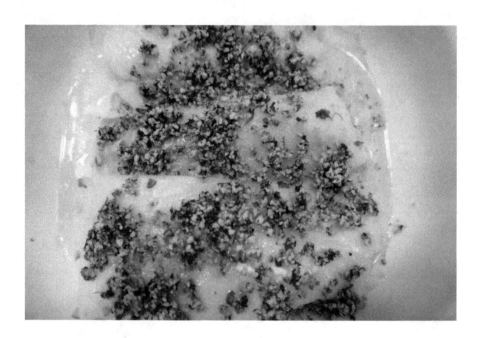

para 6
ingredientes:

4 tazas de leche entera
1 taza de azucar
1 cucharadita de extracto puro de vainilla
¼ de cucharadita de extracto de almendras
½ taza de almendras tostadas y picadas

Descripción:

Vierta en un recipiente mediano, combine 1 taza de la leche y el azúcar y cocine a fuego lento y revolviendo hasta que el azúcar se disuelva.
Vierta la mezcla en un tazón grande. Agrega las 3 tazas restantes de leche y los extractos de vainilla y almendras.
Cubra y refrigere hasta que se enfríe, al menos varias horas o durante la noche.
Congele todo en una máquina para hacer helados durante dos horas.
Cuando la gremolata esté casi lista, agrega las almendras picadas. Coloque la cremolata en un recipiente, cubra y congele hasta que esté firme, aproximadamente 2 horas o hasta la noche.
Deje reposar la cremolata a temperatura ambiente durante 10 a 15 minutos antes de servir.

Buon appetito!

Crujiente de frutas asadas

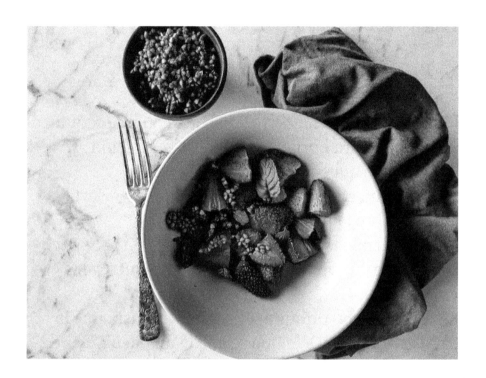

para 6
ingredientes:

1 manzana grande, pelada, sin corazón y en rodajas
1 pera grande
1 taza de rojo sin semillas cortado a la mitad
1 taza de frambuesas o arándanos
¼ taza de mermelada de naranja

¼ de taza de jugo de naranja

6 galletas amaretti, toscamente desmenuzadas (aproximadamente ⅓ taza)

1 cucharada de azucar

1 cucharada de mantequilla sin sal

Descripción:

Precalienta el horno a 375 ° F. Unte con mantequilla una fuente para hornear de 2 cuartos de galón.

Esparce la fruta en la fuente para horno.

Mezcle la mermelada y el jugo de naranja y vierta la mezcla sobre la fruta.

Mezcle las migas de galleta y el azúcar y espolvoree sobre la parte superior de la fruta, salpique con la mantequilla.

Métalo al horno durante 35/40 min, o hasta que la fruta esté tierna. Deje que se enfríe un poco antes de servir.

Buon appetito!

Galletas venecianas de almendras

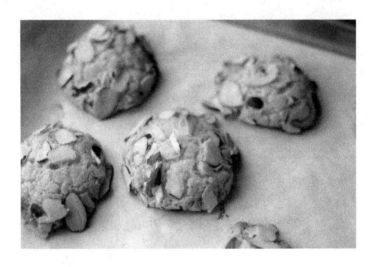

sirve 35 galletas
ingredientes

¾ taza de almendras (con piel)
⅔ taza de harina de maíz amarilla fina
1 taza de harina para todo uso sin blanquear
¼ de cucharadita de sal
12 cucharadas (1½ barra) de mantequilla sin sal, ablandada
1 taza de azucar
Tres yemas de huevo grandes
1 cucharadita de ralladura de limón

Descripción:

Coloque las almendras y la harina de maíz en un procesador de alimentos o licuadora y muela bien las almendras. Agrega la harina y la sal y licúa bien.

En un tazón grande, con una batidora eléctrica a velocidad media, bata la mantequilla y el azúcar hasta que se mezclen. Agrega las yemas y la ralladura de limón y bate hasta que quede suave. Batir los ingredientes secos.

Cubra la masa con una envoltura de plástico y enfríe durante al menos 1 hora, hasta que esté firme.

Precaliente el horno a 350 ° F y coloque la sartén en el centro del horno.

Forre dos bandejas para hornear grandes con papel de hornear.

Tome un poco de masa con las manos y forme una bola de 1 pulgada.

Colóquelo en una de las bandejas para hornear y aplánelo. Continúe haciendo las bolas de masa, colocándolas aproximadamente a 2 pulgadas de distancia.

Hornee todas las galletas durante unos 20 minutos o hasta que se doren ligeramente por los bordes.

Retire las bandejas del horno y deje enfriar durante 5 minutos, luego transfiera las galletas a rejillas de alambre para que se enfríen por completo.

Las galletas se pueden almacenar hasta 1 semana en un lugar fresco.

Buon appetito!

☆ ¡55% DE DESCUENTO para la librería AHORA a $ 32,95 en lugar de $ 43,95! ☆

Conclusiones:

Espero que os haya gustado el libro pero sobre todo las recetas estoy seguro que os beneficiaréis tanto física como mentalmente ....
¡Un gran abrazo y nos vemos en el próximo libro de cocina!

¡Compre AHORA y deje que sus Clientes se vuelvan adictos a este increíble libro!

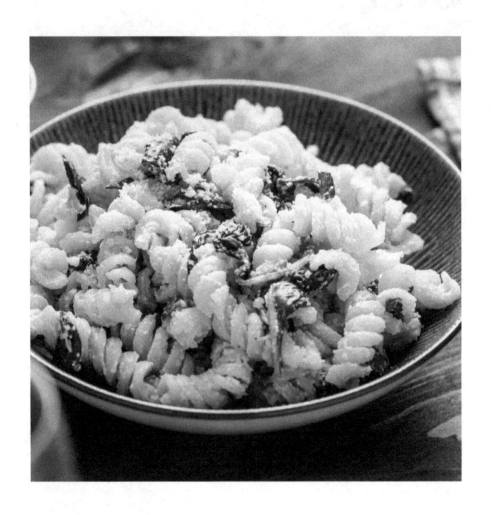

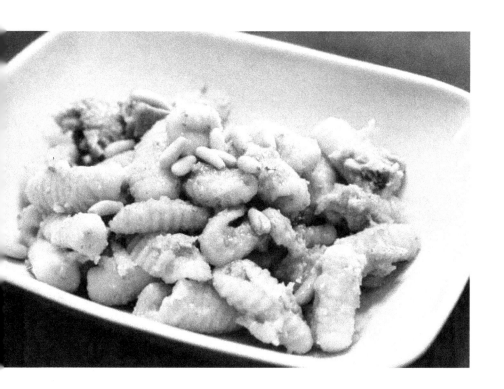

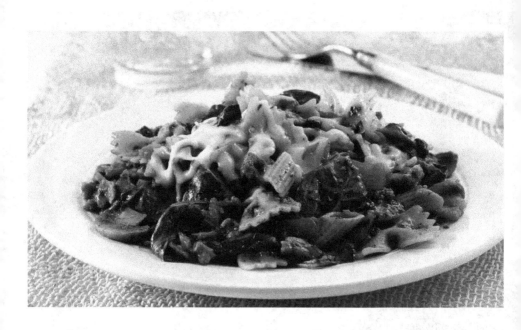

CPSIA information can be obtained
at www.ICGtesting.com
Printed in the USA
BVHW091137270521
608294BV00002B/234

9 781802 672763